CHLORELLA
El alga de la longevidad

© Adolfo Pérez Agustí (2019-2023)

Spain

CHLORELLA
El alga de la longevidad

ediciones masters@gmail.com

ÍNDICE

INTRODUCCIÓN

Las microalgas, un grupo grande y heterogéneo de algas microscópicas, son un grupo de versatilidad metabólica casi sin explotar. Al igual que ocurre con muchas de las especies que se encuentran en la naturaleza, aún no han sido identificadas y / o caracterizadas fisiológicamente, y su potencial espera ser explotado en la fabricación biotecnológica de biomoléculas de alto valor o biomasa enriquecida deliberadamente.

El término 'microalgas' se usa típicamente en su sentido más estricto como sinónimo de alga fotoautotrófica y unicelular que utiliza CO_2 y obtiene energía de la luz. Aunque ciertas especies son fotoautótrofos obligatorios, numerosos microorganismos actualmente clasificados como microalgas son de hecho heterótrofos obligados y otros son capaces de poseer un metabolismo tanto heterotrófico como fotoautotrófico secuencial o simultáneamente. Por definición, un organismo heterotrófico es aquel que debe alimentarse con las sustancias orgánicas sintetizadas por otros organismos, bien autótrofos o heterótrofos a su vez, mientras que los fotoautotróficos son quienes tienen capacidad de tomar fotones de la luz de Sol como fuente de energía.

El cultivo heterotrófico sin luz y con la adición controlada de una fuente orgánica de carbono y energía, es similar a los procedimientos establecidos con bacterias o levaduras en tanques cerrados agitados multipropósito y esterilizados por calor. Hasta la fecha, solo un pequeño número de especies de microalgas se han cultivado heterotróficamente en biorreactores convencionales. Los pocos procesos comercializados en los que se cultivan microalgas en condiciones heterotróficas se centran en la fabricación de ácidos grasos poliinsaturados (PUFA) en una escala de 100 m3. Estos procesos biotecnológicos representan una alternativa sostenible a la extracción de PUFA del aceite de pescado. Se han establecido varios otros procesos heterotróficos que utilizan microalgas a escala de laboratorio para enriquecer deliberadamente la biomasa con compuestos como pigmentos y antioxidantes. El ácido l -ascórbico y los polisacáridos, son ejemplos de productos extracelulares comercialmente valiosos obtenidos de microalgas.

Las clases de compuestos que se encuentran en las microalgas y que exhiben propiedades deseables para tratar la inflamación, los tumores y las infecciones virales o microbianas, están atrayendo un nuevo interés. Además, la investigación en el campo de biocombustibles en rápida expansión proporciona una valiosa fuente de información fundamental sobre la fisiología y la bioquímica de las microalgas, produciendo compuestos de alto valor. El creciente interés en las microalgas, no recombinantes o con modificaciones genéticas apropiadas, sugiere que los procesos de microalgas heterotróficas ofrecen oportunidades comerciales significativas.

A diferencia de las plantas o algas marinas, en las que la biomasa es bastante compacta, la recolección de microalgas unicelulares dispersas en hábitats naturales de consorcios microbianos, como es el caso de las microalgas fotoautotróficas, se cultivan en estanques abiertos convencionales o fotobiorreactores. Sin embargo, las densidades celulares de más de 100 g l-1 de peso seco de células, logradas con las especies Chlorella, Crypthecodinium y Galdieria, resaltan el potencial de los procesos heterotróficos de microalgas. Además, la detección sistemática de nuevos compuestos solo es factible siempre que se puedan obtener cantidades suficientes de biomasa concentrada de cultivos axénicos (puros). De los estudios taxonómicos, se reconoce que las microalgas exhiben una considerable plasticidad metabólica. En respuesta a su entorno, especies particulares pueden aparecer en fenotipos alternativos, y estos pueden dar lugar a la formación alterada de metabolitos y / o productos. Por lo tanto, la composición de la biomasa (o productos intracelulares) o la producción de productos extracelulares deseados, generalmente se ve afectada por las condiciones de cultivo. A su vez, esta gran adaptabilidad ambiental brinda oportunidades para modificar la producción de compuestos naturales específicos y controlar su formación a altos títulos, rendimientos, productividades y la calidad requerida (pureza). Sin embargo, la detección de los diversos fenotipos (naturales) en diferentes condiciones, es una tarea compleja que requiere mucho tiempo y que involucra una gran cantidad de variables de cultivo. Los principios básicos de la detección sistemática se establecieron durante los estudios de las especies adecuadas para su uso en criaderos de acuicultura.

CAPÍTULO 1

HISTORIA

La Chlorella fue descubierta en 1890 por el microbiólogo holandés Dr. Beijerinck usando un microscopio. Sin embargo, ahora sabemos que ha existido durante miles de millones de años desde el comienzo del planeta Tierra. Esta longevidad nos ha permitido clasificar más de 20 especies de Chlorella, incluidas C. vulgaris, C. ellipsoidea, C. saccharophila, C. pyrenoidosa y C. regularis.

El nombre "chlorella" se deriva de la palabra griega "chloros", que significa verde, y el sufijo diminuto latino "ella", que significa pequeño. En la naturaleza, la Chlorella puede reproducirse rápidamente a través del proceso conocido como fotosíntesis y todo lo que necesita para crecer y multiplicarse es agua, luz solar, dióxido de carbono y una pequeña cantidad de minerales. Como la mayoría de las algas del mar.

Pero en la década de 1960, los científicos se dieron cuenta de que era totalmente imposible para los humanos digerir la Chlorella en su estado natural debido a sus duras paredes celulares que encapsulan sus nutrientes beneficiosos. Esta es la razón por la que se publicitan algunos suplementos de Chlorella con etiquetas como "Chlorella de pared celular agrietada".

Aún así, de todos los alimentos que conocemos son muy pocos los que alcanzan el nivel benefactor que nos aporta el alga esmeralda, la cual es conocida por tres funciones esenciales: por la capacidad de rejuvenecimiento, por ser un eficaz desintoxicante y por su alto contenido en ácidos nucleicos.

Dado que la Chlorella tiene unos dos millones de años de existencia, y especialmente por su pequeño tamaño, (2 a 10 µm de diámetro, y no posee flagelo), su aspecto solamente lo podríamos ver contemplándola a través del microscopio, ya que su estructura corporal está formada por una única célula. Esta característica unicelular no impide que posea una gran eficacia en la mejora de numerosas enfermedades y que sea, al mismo tiempo, un nutriente casi completo.

La Chlorella en sus orígenes fue estudiada como una potencial fuente de proteínas y tras numerosos estudios se llegó a la conclusión de que su eficacia podía incluso llegar a ser 50 veces superior a la proteína de cualquier otro alimento. En la actualidad, la Chlorella es una de las algas más preciadas de la naturaleza.

Aunque su historia se remonta a hace más de dos mil millones de años, a diferencia de las especies de la flora, ha logrado sobrevivir gracias a una fuerte pared celular. Tal es su dureza, que ni siquiera las enzimas digestivas humanas pueden escindir esta pared celular, razón por la cual los fabricantes de complementos dietéticos tienen que destruirla antes de comercializarla.

CAPÍTULO 2

INFORMACIÓN GENERAL

Ya parece claro que esta alga verde unicelular es absolutamente excepcional, uno de los productos más útiles jamás conocidos por la humanidad. Se desarrolla en reservorios de agua dulce, donde produce oxígeno de una manera muy intensa, debido a las enormes acumulaciones de clorofila.

Ello le ha permitido ser reconocida como una medicina durante los primeros vuelos en el espacio y desde entonces, los cosmonautas han tenido una dieta basada en esta maravillosa alga que les ayuda a mantener su tono muscular, protegerlos de la radiación fuera de la atmósfera de la Tierra, así como de los campos electromagnéticos a bordo de las naves.

La mayor parte de la Chlorella que está disponible en los EE. UU. se cultiva en Japón o Taiwán, donde se procesa y se convierte en tabletas y extractos líquidos. Estos extractos contienen el denominado como "factor de crecimiento de Chlorella", que se describe como un extracto soluble en agua de Chlorella que contiene elementos químicos que incluyen aminoácidos, péptidos, proteínas, vitaminas, azúcares y ácidos nucleicos.

No obstante, hay que tener en cuenta que los productos de Chlorella pueden variar significativamente dependiendo de la forma en que se cultivó, cosechó y procesó el envasado. Los investigadores han descubierto que la preparación seca de Chlorella puede contener del 7% al 88% de proteínas, del 6% al 38% de carbohidratos y del 7% al 75% de grasas, según las marcas comerciales. Demasiada diferencia como para no tenerla en cuenta.

Algunas personas toman Chlorella por vía oral para la presión arterial alta, colesterol alto, síndrome metabólico, depresión, para prevenir el cáncer, reducir la radiación, incluso para minimizar los efectos secundarios del tratamiento de quimioterapia, para la hepatitis C, y el trastorno muscular autoinmune llamado fibromialgia.

En mujeres embarazadas, la Chlorella se usa para prevenir la anemia asociada al embarazo (bajo nivel de hierro) y la presión arterial alta.

La Chlorella, como las algas en general, puede ser consumida con una dieta tradicional, así como en las de los vegetarianos. Es beneficiosa para niños mayores de 6 meses y especialmente aquellos en el período de crecimiento, para adultos convalecientes o anémicos, para los ancianos, para mujeres embarazadas o lactantes. Pueden consumirla quienes solamente la incorporan en su dieta diaria y saludable, y más aún si desean ayudar a combatir cualquier condición médica.

MICROALGAS Y CIANOBACTERIAS

Fuente: Society and Microalgae Yusuf Chisti

Solo la microalga verde Chlorella y las cianobacterias Arthrospira (Spirulina) y Nostoc (200 especies diferentes de hongos y bacterias beneficiosas), se usan como alimento. La Chlorella se digiere mal y, por lo tanto, no puede usarse como alimento humano a granel (Wikfors y Ohno, 2001), aunque sí cultivada en agua y posteriormente triturada.

Varias otras microalgas son una fuente de aditivos alimentarios (pigmentos y colorantes) y nutracéuticos, por ejemplo:

La microalga marina Dunaliella se usa para producir el pigmento β-caroteno naranja-rojo (provitamina A).

La microalga verde de agua dulce Haematococcus pluvialis se usa en la producción comercial de astaxantina, el pigmento rojo que es responsable de los tonos rojos, naranjas y rosados en los mariscos, como cangrejos, langostas, camarones y salmón rosado. La astaxantina derivada de microalgas abastece principalmente a un nicho de mercado de pigmentos, aunque la mayor parte de la astaxantina comercializada se produce mediante procesos químicos sintéticos con fines medicinales.

Chlorella, Arthrospira, Dunaliella y H. pluvialis son las pocas especies que se cultivan a gran escala. Numerosas otras microalgas se cultivan como alimentos para la acuicultura (técnica para dirigir y fomentar la reproducción de peces, moluscos y algas en agua dulce o salada), pero en una escala mucho más pequeña en comparación con las especies mencionadas anteriormente.

De las especies mencionadas anteriormente, Chlorella, Arthrospira y Dunaliella se cultivan típicamente al aire libre en estanques poco profundos (20-30 cm de profundidad) abiertos a la atmósfera. Se usan típicamente estanques circulares u oblongos. Los sistemas de cultura abierta tienden a ser baratos y esto explica su uso. No se intenta controlar la contaminación, pues no es generalmente un problema importante. Las pocas especies de algas cultivadas comercialmente resisten la contaminación, ya sea en virtud de un rápido crecimiento (especialmente la Chlorella) o requisitos de crecimiento extremófilos, por ejemplo, pH alcalinos como la Arthrospira y condiciones hipersalinas para Dunaliella, que no son adecuadas para contaminantes potenciales.

Las condiciones extremófilas no se usan con H. pluvialis y, por lo tanto, la etapa verde de esta alga generalmente se cultiva en fotobiorreactores cerrados que minimizan la contaminación. Una vez que se ha producido la biomasa verde, se coloca en estanques abiertos al aire libre para convertirse en hematocistos rojos (aplanosporas) que contienen astaxantina bajo la luz solar brillante.

A diferencia de las algas mencionadas anteriormente, la mayoría de las algas de alimentación acuícola se cultivan en interiores a una escala relativamente pequeña en condiciones que minimizan la contaminación. Esto se debe a que la condición óptima de crecimiento para muchas de estas algas es permitir que prosperen otras algas contaminantes potenciales.

Sensiblemente diferente es la cianobacteria Arthrospira (Spirulina) confundida con un alga y que ha sido utilizada como alimento por los pueblos indígenas de Asia, África y las Américas durante más de 1000 años. Los aztecas y otros pueblos del centro de México cosecharon Arthrospira -conocida por ellos como tecuitlatl, o tequitlatal-, de los lagos locales para su alimentación. Se usaron redes finas para recolectar la biomasa hasta alrededor del siglo XVI. El consumo continuó durante casi 100 años después de la conquista española.

En Chad, África occidental, la Arthrospira crece naturalmente en piscinas de agua alcalina salobre que se forman a lo largo de las costas arenosas del noreste del lago Chad (Batello 2004). El agua recogida de la piscina se drena a través de una tela para espesar la suspensión de biomasa. En el procesamiento tradicional, la suspensión espesa se vierte sobre un parche circular de arena que absorbe el agua. Después de aproximadamente 20 minutos, la torta húmeda y delgada pegada en la arena se corta en cuadrados, se despega y se seca más. Este delgado pastel de Arthrospira seco, o dihé, se vende en los mercados locales.

El alga Dihé es elaborada durante todo el año por mujeres indígenas del pueblo Kanembu y se consume principalmente como salsa. El pastel seco se desmorona o se muele, se mezcla con agua y se cocina, pudiéndose agregar otros ingredientes. La salsa se come con una masa rígida hecha de sorgo molido o mijo cocido.

Más de 250 toneladas métricas de Arthrospira seco se consumen anualmente como dihé y a nivel mundial, y la producción comercial estimada de biomasa de Arthrospira es de alrededor de 2000 toneladas secas. La producción en la región de Kanem, en Chad, representa más del 10% de la producción mundial y hasta el día de hoy el cultivo y elaboración, así como la producción comercial moderna de Arthrospira y sus aspectos nutricionales, están bien documentados en la literatura (Gershwin y Belay, 2008). También se producen grandes cantidades de Arthrospira en los Estados Unidos y China.

Microalgas en medicina y salud humana

Según un informe de Michael A. Borowitzka elaborado en 2018, sobre las Microalgas y su aplicación en la salud y prevención de enfermedades, se especificó:

La **Chlorella,** el alga verde de agua dulce (Chlorophyta, Trebouxiophyceae) es muy fácil de cultivar, y por lo tanto no es sorprendente que fuera la primera microalga cultivada a gran escala para ser vendida como alimento saludable, con las primeras plantas de producción en Taiwán y Japón a partir de fines de la década de 1950. El primer uso de Chlorella fue para la promoción del crecimiento de Lactobacillus acidophilus en la producción del productos lácteos fermentados con ácido. Los primeros mercados para la Chlorella fueron principalmente en Asia y en 1980 había ya 46 fábricas a gran escala en Asia que producían más de 1000 kg de microalgas (principalmente Chlorella) por mes (Kawaguchi, 1980) y en 1996 se comercializaron alrededor de 2000 toneladas de Chlorella solo en Japón (Lee, 1997).

Los principales productos son Chlorella en polvo y tabletas, además de un extracto de Chlorella conocido como Factor de crecimiento de Chlorella, fideos de Chlorella, etc.

FACTOR DE CRECIMIENTO DE CHLORELLA (CGF)

Los principales componentes del factor de crecimiento de Chlorella son proteínas de cadena corta, con un contenido en aminoácidos del 42% al 59%, con 17 aminoácidos libres, de los cuales 8 son aminoácidos esenciales, arginina, prolina, lisina, ácido glutámico y otros aminoácidos funcionales, respectivamente 2,1%, 2,2%, 1,5% . El contenido total del nucleótido es 6,8%, incluyendo nucleótidos de adenina, nucleótidos de hipoxantina, nucleótidos de citosina, nucleótidos de desoxiadenina y similares.

Función fisiológica del Growth Factor

1. El factor de crecimiento de Chlorella activa las funciones de las células humanas, activa los linfocitos, realza el DNFB (dinitrofluorobenceno) causado por la hipersensibilidad retrasada, realza la función inmune del cuerpo y, por tanto, la resistencia a la invasión bacteriana en las enfermedades;

2. El factor de crecimiento de Chlorella promueve la reparación de los tejidos en las lesiones humanas;

3. Reduce los efectos tóxicos de materia orgánica, metales pesados y así sucesivamente;

4. También puede mejorar las úlceras de estómago, la presión arterial alta y algunas enfermedades cardiovasculares.

5. El factor de crecimiento de Chlorella puede promover la propagación rápida de Bifidobacterium y Lactobacillus en el tracto intestinal humano, y tiene la función de regular la flora intestinal.

6. El CGF es una terapia adyuvante segura y eficaz para la radioterapia tumoral, que puede desempeñar un papel en la reducción del daño por radiación y la protección de la función inmune y de la médula ósea.

7. El factor de crecimiento de Chlorella, en particular, tiene una serie de actividades atribuidas como la prevención del cáncer, antienvejecimiento, etc., pero no se pueden encontrar otros datos que no sean datos anecdóticos en cuanto a su composición.

Se han hecho muchas afirmaciones de los beneficios para la salud y el bienestar de Chlorella, particularmente en publicaciones como Bewicke y Potter, 1984; Jensen, 1987, pero pocas han conseguido estar respaldadas por otros experimentos, aunque tampoco han sido desmentidas. El problema ha sido la identificación inequívoca de las moléculas activas, aunque posiblemente su utilidad médica se deba a la multitud de elementos que la componen, y no a uno solo en particular. Además, a veces es imposible saber qué método u organismo se usó realmente en estos estudios, ya que se ha proporcionado información insuficiente para saber si realmente son una especie de Chlorella u otra alga verde.

Sin embargo, la investigación en curso respalda algunas de estas afirmaciones, incluso aunque el modo de acción sigue sin resolverse. La cuestión de los estudios de bioactividad que utilizan productos comerciales se complica aún más por la variedad de especies de Chlorella cultivadas, las diferentes metodologías de cultivo que se utilizan, la pureza del producto producido y la variedad de métodos de procesamiento utilizados para producir el producto final. Cualquiera de estos factores puede tener un efecto en la composición bioquímica del alga y, por lo tanto, en su bioactividad potencial.

El género Chlorella a menudo ha sido un lugar conveniente para colocar algas pequeñas, simples, verdes, no flageladas, más o menos esféricas. Desde el primer nombramiento de Chlorella vulgaris por Beijerinck en 1890, se han descrito muchas especies, pero con el uso de la quimiotaxonomía y más tarde por métodos moleculares, ha quedado claro que las especies de dos clases de algas verdes, Trebouxiophyceae y Chlorophyceae, y una serie de diferentes géneros, se dan en lo que se había llamado Chlorella (Krienitz 2015). Varias de las especies de Chlorella vendidas bajo el nombre de Chlorella, ahora han sido transferidas a diferentes géneros.

Los primeros estudios sobre el valor nutricional de Chlorella fueron ensayos a pequeña escala y a corto plazo en ratas y polluelos con Chlorella pyrenoidosa y Chlorella vulgaris y estos no mostraron efectos adversos en las especies de prueba (Fisher y Burlew, 1953). Los primeros estudios también encontraron que era necesario romper la pared celular de Chlorella para que el contenido de las células fuera accesible y digerible (Mitsuda y Takehiko, 1960; Mitsuda 1977).

La diarrea informada y la pérdida de peso causada por dosis muy altas (hasta 500 g) de polvo de Chlorella (Powell 1961), probablemente se pueden atribuir principalmente al hecho de que las células estaban intactas y, por lo tanto, tenían poco o ningún valor nutricional. También hay informes preliminares sobre los efectos adversos del consumo de Chlorella, como la dermatitis por fotosensibilidad causada por altos niveles de feoforbida, un producto de descomposición de la clorofila (Tamura 1979). La feoforbida se produce por la acción de las clorofilasas y los altos contenidos de feoforbida suelen ser un signo de malas prácticas de producción, así como del almacenamiento a largo plazo (Ishihara 1988). Sin embargo, la práctica ahora común de pretratar el polvo de algas calentando brevemente a 100 ° C para inactivar las clorofilasas, ha eliminado este problema.

Otro posible efecto secundario del consumo de microalgas como la Chlorella es su contenido relativamente alto de ácidos nucleicos que puede conducir a un aumento en los niveles de ácido úrico (Waslien 1970); sin embargo, no se han reportado efectos adversos.

Existen varios estudios que muestran la seguridad del consumo de Chlorella (Halperin 2003; Day 2009). Un registro anecdótico del uso temprano de Chlorella en la salud humana se encuentra en la novela Wild Swans de Jung Chang (1991), donde registra a sus padres comiendo Chlorella cultivada en su propia orina como una cura para el edema de hambre (la acumulación del exceso líquido en los tejidos del cuerpo).

Las pruebas de alimentación con ratas mostraron que el pan o la harina enriquecidos con C. pyrenoidosa o Scenedesmus obliquus como fuente de lisina y treonina, dieron mejores resultados que la adición de lisina o treonina sola (Hundley 1956). Sin embargo, debe reconocerse que la mayoría de las proteínas microalgales son generalmente deficientes en los aminoácidos que contienen cisteína y metionina (Leveille 1962).

Los estudios de laboratorio en ratas y los ensayos clínicos en humanos han demostrado que los extractos de Chlorella en la dieta reducen el colesterol y la hipertensión (Okuda 1975; Rolle y Pabst, 1980; Murakami 1987; Merchant 2002; Shibata 2007; Kim 2016).

El (los) principio (s) activo (s) todavía no se han identificado, aunque la adenosina o un oligopéptido con un peso molecular de aproximadamente 200 (Iizuka 1980), glicoproteínas (Murakami 1982), ácido γ-amino butírico (Tsuchida 2003) y carotenoides (Kim 2016) han sido confirmados. Un artículo reciente ha sugerido que el efecto de la hipocolesterolemia podría deberse al beta-glucano (Chen y Huang, 2010).

La suplementación con extracto de Chlorella redujo la anemia en mujeres embarazadas (Sonada, 1972) posiblemente debido al alto contenido de hierro, con posibles efectos menores debido al contenido de ácido fólico y vitamina B12. Este efecto se confirmó en un estudio posterior en el que los sujetos de prueba consumieron 2 g de tabletas de Chlorella tres veces al día después de las comidas (Nakano 2010). Otros efectos beneficiosos de Chlorella que se han informado, incluyen la mejora del sistema inmune y la mejora de la colitis ulcerosa (Merchant 1990; Merchant y Andre, 2001; Halperin 2003; Ramos 2010).

CAPÍTULO 3

BOTÁNICA

Nombre genérico: chlorella

Otros nombres: Chlorella de China, algas verdes, kyochlorella, gránulos de chlorella del sol.

La Chlorella es uno de los tipos de algas marinas más antiguas que se conocen en el planeta. Independientemente de las formas en que se consuma, cápsulas o polvos, es un suplemento dietético natural que se utiliza para energizar el cuerpo, nutrir y apoyar la salud y el sistema inmunológico.

También regenera y desintoxica el cuerpo de la contaminación con metales pesados en el medio ambiente o en los alimentos, reduce los procesos inflamatorios y apoya el funcionamiento óptimo del cerebro, el hígado y el sistema digestivo.

Además, lo protege de la radiación y también puede ayudarlo a perder peso.

CULTIVO

Características de crecimiento:

Curiosamente, el género Chlorella exhibe una amplia gama de tasas de crecimiento con glucosa, que varían con las especies y las condiciones de crecimiento, como la temperatura, el pH o las concentraciones de oxígeno disuelto. La última condición, en particular, puede controlarse en cultivos de alta densidad celular (heterotróficos) ya que la tasa de crecimiento específica puede reducirse deliberadamente para asegurar un suministro de oxígeno suficiente.

Todas las moléculas principales en las microalgas (es decir, proteínas, carbohidratos, lípidos) contienen carbono como elemento principal, con oxígeno, hidrógeno y nitrógeno en concentraciones más bajas, o incluso cero.

Para la mayoría de las especies de microalgas capaces de crecimiento heterotrófico, la glucosa o el acetato son una fuente adecuada de energía y carbono. Además, las formulaciones de medios de bajo costo con melaza o jarabe de pulpa de algarroba, o las corrientes de desechos de las industrias de procesamiento de azúcar o leche, se han utilizado con éxito como alternativas a la glucosa. Aunque las microalgas crecen con varios compuestos carbonosos, la glucosa es la fuente de carbono preferida debido a su facilidad de manejo, accesibilidad y seguridad. En particular, la glucosa se usa para la producción de compuestos de alto valor donde los procesos deben ser reproducibles para una posible aprobación regulatoria para la fabricación farmacéutica. El acetato y el etanol son posibles alternativas pero, debido a sus respectivos efectos corrosivos o alta inflamabilidad, solo se usan cuando se logra una mejora excepcional de la productividad. Aunque el costo de la glucosa (pura) para la producción de microalgas de compuestos de alto valor es menos crítico que en el campo de los biocombustibles, son deseables las oportunidades de valorización de la biomasa después del aislamiento del compuesto objetivo. Ejemplos de dicha valorización incluyen la producción posterior de alimentos para animales y peces o su uso como biomasa rica en energía para la producción de biocombustibles.

El extracto de levadura, un componente complejo con un alto contenido de carbono, no se define a nivel de elemento único, pero se usa con frecuencia como fuente de nitrógeno, aminoácidos, vitaminas y oligoelementos. Como su composición varía de un lote a otro, la suplementación con extracto de levadura hace imposible el control preciso del proceso estequiométrico. Además, se ha demostrado que el agotamiento de algunos de los componentes del extracto de levadura produce un patrón de crecimiento lineal. Varias microalgas que se cultivan en cultivo puro con medio mineral requieren suplementación con las vitaminas cobalamina y / o tiamina. A su vez, las especies capaces de sintetizar endógenamente la cobalamina necesitan trazas de cobalto.

Fabricación y cultivo

Las microalgas de numerosos géneros heterotróficos (obligados o facultativos) exhiben una considerable versatilidad y flexibilidad metabólicas, pero actualmente están subexplotadas en la fabricación biotecnológica de compuestos derivados de plantas conocidos, nuevas biomoléculas de alto valor o biomasa enriquecida.

La producción altamente eficiente de biomasa microalgal sin la necesidad de luz ahora es factible en un medio mineral económico y bien definido, típicamente suplementado con glucosa. Con las especies Chlorella, Crypthecodinium y Galdieria se han logrado densidades celulares de más de 100 g l−1 de peso seco, mientras se controla la adición de fuentes orgánicas de carbono y energía en modo de alimentación por lotes.

La capacidad de las microalgas para adaptar su metabolismo a diferentes condiciones de cultivo brinda oportunidades para modificar, controlar y, por lo tanto, maximizar la formación de compuestos específicos con microalgas no recombinantes. Esta revisión describe los aspectos críticos de la tecnología de cultivo y las mejores prácticas actuales en el cultivo heterotrófico de alta densidad celular de microalgas.

Los temas principales incluyen

(1) las características de las microalgas que los hacen adecuados para el cultivo heterotrófico,

(2) la composición química adecuada de los medios de crecimiento mineral,

(3) las diferentes estrategias para los cultivos de lotes alimentados y

(4) los principios detrás de la personalización de composición de biomasa. El estudio confirma que, aunque ahora se dispone de conocimientos fundamentales, el desarrollo de bioprocesos a gran escala eficientes y económicamente viables, sigue siendo un obstáculo para la comercialización de esta prometedora tecnología.

Cultivo de microalgas en biorreactores agitados convencionales

Las especies de microalgas que actualmente están atrayendo interés comercial crecen en condiciones heterotróficas y funcionan de manera eficiente en biorreactores convencionales de manera similar a las bacterias o levaduras. Estos sistemas de biorreactores sofisticados, seguros y controlables, se utilizan para producir nuevos compuestos de alto valor con microalgas. En contraste, los productos de microalgas establecidos se fabrican principalmente mediante tecnologías fotoautotróficas tradicionales al aire libre. Si un producto es único o no se puede obtener en la calidad o cantidad deseada por otros medios (como la extracción de material animal o vegetal o la síntesis química), las características superiores de crecimiento heterotrófico se vuelven menos críticas. Las pérdidas de rendimiento también pueden ser aceptables en los casos en que sea necesario evitar las infracciones de patentes. Sin embargo, el uso de microalgas en lugar de bacterias o levaduras, brinda la oportunidad de establecer un nuevo reclamo de propiedad intelectual en la fabricación de productos competitivos.

Prerrequisitos y restricciones generales

Para ser óptimamente adecuado para el cultivo en biorreactores con agitación de acero inoxidable convencionales, una especie de microalgas en particular debe cumplir una serie de criterios deseables. El requisito previo principal es la capacidad de crecer heterotróficamente en un medio mineral económico, bien definido y con un alto grado de resistencia al estrés mecánico y químico.

Restricciones debido a la alta salinidad.

Si el crecimiento en presencia de sal marina (y por lo tanto a una salinidad muy alta de aproximadamente 35 g kg −1 de Na / KCl y alta osmolaridad) es esencial para el buen desempeño de una especie en particular, inversiones adicionales en embarcaciones recubiertas con materiales especiales como Se necesitan poliéster éter cetona. Sin embargo, la alta salinidad no siempre se ha relacionado con una mayor corrosión de los materiales metálicos. El requisito de las especies marinas para altas concentraciones de sal, a veces se sobreestima sin darse cuenta y la concentración de sal puede reducirse significativamente sin pérdida de productividad. Por otro lado, se ha encontrado que las condiciones de alta sal aumentan significativamente la formación de lípidos. Al cambiar la concentración de cloruro de sodio de 10 a 20 g l -1 en un cultivo de N. laevis, la síntesis de lípidos totales, la producción de ácido eicosapentaenoico (EPA) y la acumulación de lípidos polares, aumentaron mientras que la síntesis de lípidos neutros disminuyó.

POTENCIAL BIOTECNOLÓGICO DE CHLORELLA VULGARIS para la acumulación de Cu y Ni

Este estudio proporciona información sobre los mecanismos de biosorción de iones de Cu y Ni por la C. vulgaris, distinguiendo la adsorción de la acumulación intracelular en diversas condiciones.

Se descubrió que la adsorción de la superficie contribuye al máximo (> 70%) a la acumulación total de iones Cu / Ni por el alga de prueba. La absorción intracelular máxima se informó en un rango de pH de 6.5 a 7.5, mientras que la adsorción alcanzó su máximo a pH 3.5 para Cu, y pH 3.5 y 6.5 en el caso de Ni.

Se encontró que 35° C era la mejor temperatura para la adsorción máxima, mientras que la absorción intracelular era más alta a 25° C.

Aunque la C. vulgaris creció exponencialmente y registró una absorción máxima de iones metálicos, los máximos de adsorción alcanzaron los valores más altos en la fase decreciente del cultivo.

La C. vulgaris, matada por calor y secado al aire, acumuló Cu y Ni en aproximadamente el 80% de los valores para muestras viables, mientras que las biomasas inmovilizadas y tratadas con formaldehido representaban un mejor potencial de acumulación que las células de control.

El Na, K, Mn y Zn causaron inhibición competitiva, mientras que para el Ca fue evidente una inhibición de tipo mixto. Por lo tanto, el presente estudio sugiere que el concepto general de que los cationes inhiben la acumulación de iones metálicos al competir con ellos por los mismos sitios de unión en la superficie celular, no es absolutamente válido. Como estos resultados también demuestran que una gran cantidad del metal unido (> 70%) está en la fracción adsorbida, es ventajoso en el sentido de que podría ser recuperado por un agente de desorción adecuado, especialmente en el caso de los metales preciosos y la biomasa.

ADSORCIÓN DE CHLORELLA VULGARIS

La acumulación (distribución interna y superficial) de iones de magnesio (Mg^{2+}) por la microalga verde de agua dulce Chlorella vulgaris (C. vulgaris) se investigó bajo cultivo autotrófico en un fotobiorreactor agitado. Las concentraciones de las tres formas de Mg^{2+} (disuelto, extracelular e intracelular) se determinaron con espectroscopia de absorción atómica durante el curso del crecimiento de C.

vulgaris. Se cuantificaron las proporciones de $Mg^2 +$ adsorbido (extracelular) y absorbido (intracelular).

La concentración del pigmento más importante en las células de algas, la clorofila, aumentó con el tiempo en proporción al aumento en la concentración de biomasa, lo que indica una relación constante de clorofila / biomasa durante la fase de crecimiento lineal. Se observó una relación clara entre la concentración de biomasa y la proporción de la eliminación de $Mg^2 +$ del medio.

CAPÍTULO 4

INFORMACIÓN NUTRICIONAL

Calorías en 100 g:

Energía: 400 kcal, un 20% de la dosis diaria recomendada

Grasas: 11 g, un 18% de la dosis diaria recomendada, de las cuales un 80% son poliinsaturadas.

Hidratos de carbono: 18 g, un 8% de la dosis diaria recomendada

Fibra: 3 g, un 11% de la dosis diaria recomendada

Proteína: 61 g, el 70% de la dosis diaria recomendada. Las proteínas de estas algas contienen aproximadamente 40 aminoácidos, incluidos los esenciales y no esenciales para el cuerpo humano, lo que le hace tener una calidad biológica superior a la carne de vaca.

La Chlorella es rica en clorofila (3-5% de contenido)

Vitaminas

Provitamina A - caroteno - 1000-1600 microgramos (10 veces más que en albaricoques o albaricoques secos);

Vitamina A: hasta 1000 mcg;

Vitamina B1: hasta 18 mcg;

Vitamina B2: hasta 28 mcg,

Vitamina B6 - 9 mcg,

Vitamina C - 1300-1500 mcg:

Vitamina K - 6 mcg

Vitamina PP - 110-180 mcg,

Vitamina E: hasta 350 mcg,

Ácido pantoténico - 12-17 mcg;

Ácido fólico - 485 mcg,

Biotina - 0.1 mcg;

Vitamina D: hasta 1000 mcg;

Vitamina B12 - 0.0025-0.1 microgramos.

Un gramo de Chlorella tiene más nutrientes que el repollo, la espinaca o el brócoli.

Hasta un 10% de minerales, calcio, cobre, magnesio y germanio y, por supuesto, proteínas de alto valor biológico con todos los aminoácidos esenciales y no esenciales.

Cubre el:

Vitamina A: 287% de la dosis diaria recomendada

Vitamina B2: 71% de la dosis diaria recomendada

Vitamina B3: 33% de la dosis diaria recomendada

Hierro: 202% de la dosis diaria recomendada

Magnesio: 22% de la dosis diaria recomendada

Zinc: 133% de la dosis diaria recomendada

Esta composición tan completa hace que pueda regular numerosos sistemas de nuestro organismo, en especial el balance pH (ácido-álcalis) que se mantiene equilibrado mientras la tomamos. El contenido en clorofila es superior incluso a la mayoría de las plantas de hoja verde terrestres.

Otros nutrientes son:

En la larga lista de oligoelementos que se encuentran en Chlorella, probablemente se puede detectar toda la tabla de Mendeleev: calcio, fósforo, yodo, magnesio, potasio, cobre, hierro, azufre, zinc, cobalto, manganeso, circonio, rubidio, etc.

Tres tabletas de Chlorella contienen aproximadamente:

10 calorías

2 gramos de proteína

0 gramos de grasa

1 gramo de carbohidratos

0 miligramos de sodio

78 miligramos de vitamina C (87 por ciento DV)

3000 unidades internacionales de vitamina A (60 por ciento DV)

6.3 miligramos de hierro (35 por ciento DV)

Además, la nutrición Chlorella contiene una buena cantidad de vitamina K, vitamina B1, vitamina B6 y fósforo.

Cuando observa su puntaje de densidad de nutrientes, es fácil ver por qué Chlorella está clasificada como uno de los 10 alimentos saludables más importantes del mundo.

CAPÍTULO 5

BENEFICIOS DE LA CHLORELLA

Como nutriente

Debido a su alto contenido en nutrientes, se usa con mucha frecuencia en niños cuando crecen, pero también en atletas y, en algunos casos, en anemia y anorexia.

Activador sistema inmune

Estimula el sistema inmunitario y activa la producción de los anticuerpos, y por lo tanto, contribuye a su protección y a la lucha contra infecciones adicionales, aumenta la eficiencia de las vacunas –y minimiza sus efectos secundarios– y ayuda en todos los tratamientos que implican la administración de antibióticos contra infecciones respiratorias y urinarias.

Lucha eficazmente contra las infecciones al estimular el crecimiento de glóbulos blancos en el cuerpo humano y se recomienda incluso para personas infectadas con el VIH.

Detiene la evolución de la hepatitis viral

Se detiene o ralentiza la evolución de la hepatitis viral, ayuda al cuerpo a combatir los virus y al hígado a regenerarse rápidamente, siendo eficaz en la lucha contra la hepatitis tipo A, B o C.

Desintoxica el cuerpo.

Chlorella elimina con éxito las toxinas acumuladas en el cuerpo, incluidos los metales pesados como el plomo, el mercurio, el cadmio, el uranio y es extremadamente beneficioso para las personas que fuman o consumen alcohol.

Disminuye en gran medida el nivel de colesterol y azúcar en la sangre.

La diabetes tipo 2 y el colesterol alto son trastornos comunes para la sociedad actual, afecciones que esta planta puede mejorar y tratar.

Sistema digestivo

Contribuye en gran medida al buen funcionamiento del sistema digestivo. El alto contenido de clorofila asegura este aspecto, y puede normalizar la flora y también acelerar la tasa de curación de las lesiones gástricas e intestinales y calmar las inflamaciones. Contribuye en gran medida a la curación de úlceras, gastritis, colitis y alivia los síntomas generados por el colon irritable.

Ayuda y apoya el buen funcionamiento del cerebro.

La Chlorella está destinada a mejorar el poder de concentración y a facilitar el tratamiento de afecciones como la ansiedad y la depresión, y se recomienda para las personas con enfermedad de Alzheimer y Parkinson porque puede regenerar las células nerviosas.

Ayuda en el proceso de pérdida de peso saludable

Debido a que tiene un alto contenido de antioxidantes, elimina no solo las toxinas sino también la grasa extra, ya que es muy rica en proteínas e instala la saciedad con bastante rapidez. También contribuye a la amplificación de los efectos del ejercicio y ayuda a perder peso de manera saludable, sin tener que consumir minerales y vitaminas esenciales.

Ayuda a mantener el cuerpo joven

También reduce el estrés oxidativo causado por una nutrición inadecuada, la contaminación y el estrés. Con su composición, la vitamina C y A protege al cuerpo de los radicales libres y también contribuye a la salud de la juventud y la piel.

Equilibra el pH.

Debido a que es alcalina, ayuda a mantener un pH óptimo en el cuerpo, lo que ayuda a que funcione correctamente y a mantener alejadas las enfermedades.

Lucha contra el cáncer.

También se ha demostrado que Chlorella es efectiva en la lucha contra el cáncer. Chlorella estimula los linfocitos T que juegan un papel en la inmunidad y les ayuda a combatir las células cancerosas.

Protege de la radiación.

Las personas que reciben radioterapia o quimioterapia pueden consumir Chlorella con confianza, ya que disminuye los efectos nocivos de los tratamientos debido al alto contenido de clorofila.

Trata trastornos genitales.

En las mujeres, puede ser un complemento excelente para el tratamiento de enfermedades genitales como quistes ováricos y fibromas, menstruación dolorosa y leucorreas crónicas.. También ayuda a regular el nivel hormonal.

USOS EN MEDICINA TRADICIONAL CHINA Y AYURVÉDICA

Con su impresionante mezcla de vitaminas, minerales, antioxidantes y fitonutrientes, muchos profesionales de la medicina tradicional usan la Clorella como suplemento y remedio. Con su alto contenido de clorofila, a menudo se emplea para afecciones relacionadas con la inflamación, así como para sus beneficios desintoxicantes y renovadores.

En la medicina tradicional china, se dice que la chlorella proporciona energía yin. Esto significa que es muy útil para un cuerpo sobreestimulado o desequilibrado. Puede tener un efecto calmante sobre el sistema nervioso mientras nutre y restaura el cuerpo en su conjunto.

En la medicina ayurvédica, se cree que la chlorella (así como el ghee) suministra "vitalidad" o "fuerza vital" a las personas que se sienten deprimidas o que podrían usar un impulso adicional para su estado de salud ya positivo.

Los usos sugeridos de la Chorella en estas medicinas incluyen la prevención del cáncer, la hiperlipidemia, la desintoxicación de drogas y toxinas, la fibromialgia, la reducción de los efectos secundarios de la radiación, la estimulación del sistema inmunitario, la prevención del resfriado, la protección del cuerpo contra los metales tóxicos y la desaceleración del proceso de envejecimiento, incluso acción antitumoral.

CAPÍTULO 6

APLICACIONES GENERALES

Los científicos han encontrado en ella cuatro factores importantes a destacar en la salud:

1. La abundancia de clorofila.
2. La naturaleza particular de sus membranas celulares.
3. La riqueza en betacaroteno.
4. La alta concentración en ácidos nucleicos que componen lo que se ha dado en llamar "el factor de crecimiento" de la Chlorella.

Debido a su alta calidad en proteínas, fibra y clorofila, se ha convertido en un alimento que tienen el poder de estimular el sistema inmunológico, de mejorar el proceso digestivo y de eliminación, de intensificar el crecimiento y reparación de los tejidos, y acelerar el proceso de curación. En definitiva, un alimento único que ayuda a promover una vida más sana y duradera.

La Chlorella, por su contenido en clorofila, estimula el metabolismo y la circulación. También favorece la formación de los glóbulos rojos, así como la absorción y utilización de los nutrientes.

La clorofila fortalece la garganta y el sistema respiratorio, siendo muy útil en la sinusitis, las encías sangrantes y la cicatrización de heridas y quemaduras. Además, este componente se administra habitualmente en casos de pancreatitis crónica, actúa como desodorante ante el mal aliento corporal y como reductor de los gases intestinales.

Se emplea igualmente contra el estreñimiento y para proteger a los animales de laboratorio contra las radiaciones.

La Chlorella es utilizada para reducir el azúcar en sangre, mejorando la diabetes no insulino-dependiente, tipo 2. Por otra parte, el material contenido en la membrana celular de esta planta tiene un efecto estupendo en nuestros intestinos, pues mejora su funcionamiento, estimula el crecimiento de la flora intestinal y desintoxica al organismo de contaminantes. Mejora en gran medida el peristaltismo intestinal, aumentando las contracciones que mueven el alimento y después moviliza los excrementos hasta su llegada a la bolsa fecal. Esta acción favorece la prevención y curación del estreñimiento, evitando que las toxinas de los excrementos sean reabsorbidas por la corriente sanguínea.

La capacidad para estimular el crecimiento de bacterias benignas, para desintoxicar los productos químicos que hayamos podido ingerir y la destrucción de las bacterias patógenas, cualifica a la Chlorella como un suplemento alimenticio para personas que sufran infecciones de repetición. Al mismo tiempo que ejerce esta función de desintoxicación fortalece el hígado, principal órgano desintoxicante del cuerpo, favorece el cutis como consecuencia directa de lo anterior, y se emplea en verrugas, acné y alergias cutáneas.

La ventaja más importante para la utilización de la Chlorella es limpiar y desintoxicar el organismo, así como el hecho de potenciar las defensas orgánicas.

Esta función se debe a la capacidad de la membrana celular de estimular la producción de Interferón, una forma esencial de defensa orgánica que promueve la producción de macrófagos.

Además de la abundancia de clorofila y de las propiedades del material de la membrana celular, el contenido en betacaroteno es el tercer factor activo importante.

El betacaroteno que se encuentra en los vegetales verdes y amarillos, como ocurre en las zanahorias, el repollo o las espinacas, ha mostrado tener capacidad de inhibir el crecimiento de las células malignas cancerosas y fomentar la producción del llamado "factor antitumoral TNF", por medio de los macrofagocitos.

En personas saludables sirve como precursor de la vitamina A y sabemos que las personas que desarrollan tumores suelen tener niveles bajos de esta vitamina. Su acción no específica sobre el sistema inmunológico se basa en que contribuye al mantenimiento de la integridad de ligamentos y tejidos mucosos y estimula las defensas para atacar las sustancias nocivas. Los niveles suplementarios de cinc contenidos en la Chlorella son igualmente esenciales en la utilización de la vitamina A por el organismo, además de ser necesario para estabilizar el ARN.

Al ingerir dosis de uno o dos gramos de Chlorella estamos aportando la dosis justa del llamado factor de crecimiento controlado CFG. Este describe una combinación de moléculas que proveen un gran incremento en el sostenimiento de la energía que experimentan los seres humanos cuando cierto tipo de algas son ingeridas.

Esto nos conduce al contenido en ácidos nucleicos de crecimiento de la Chlorella, el CGF, el cuarto y más importante de los factores de esta alga. Es este alto porcentaje de ácidos nucleicos lo que compone su elevado contenido de proteínas. El factor CGF funciona como una forma de ARN, permitiendo que la información genética sea transferida de una generación de Chlorella a otra.

Con luz solar y fértiles condiciones de cultivo, la Chlorella se reproduce así misma por división celular en una proporción de cuatro nuevas células cada 24 horas.

Actualmente se ha visto que una de las teorías del envejecimiento es concerniente con el gradual deterioro en la habilidad de las células a reproducirse ellas mismas. En el año 1976 se publicó el libro "The no aging diet" del Dr. Benjamín Frank en el que defendía la teoría de que a partir de los 20 años la producción de ARN y ADN comenzaba a ralentizarse, resultando como consecuencia de ello una disminución de la eficiente reproducción celular.

Su tratamiento contra el envejecimiento fue una dieta basada en alimentos integrales, la cual enfatizaba los alimentos ricos en ácidos nucleicos. Él pensaba que esta dieta promovería el rejuvenecimiento del ADN y RNA del organismo, permitiéndole utilizar los nutrientes más efectivamente, desintoxicar al organismo, reparar los tejidos más exactamente y producir más energía. A pesar de no haber hecho comentarios sobre la inmortalidad, informó de que muchos de sus pacientes la adoptaron y se sintieron más jóvenes.

Una de las recomendaciones del doctor Frank fueron las sardinas. En aquel tiempo se pensaba que ellas eran una fuente muy alta de ARN, conteniendo 590 mg por cada 100 gr. Sin embargo, el Dr. Michinori Kimura demostró que la Chlorella era más alta en ARN que las sardinas.

Similarmente a otros factores curativos de la Chlorella, el CGF es importante para el sistema inmunológico ya que activa las células T y B, así como su capacidad antivírica. Además, la Chlorella puede ser muy útil en la prevención de la neumonía, en el alivio de las dolencias artríticas, en el reuma, y para normalizar las funciones corporales en casos de cáncer y diabetes.

Tiene el papel de reducir la ayuda en la pérdida de peso y contribuye eficazmente al desarrollo de la masa muscular magra.

Es un alga anticancerígena y puede prevenir eficazmente las mutaciones que se producen a nivel celular.

Tiene efectos antiinflamatorios, antianémicos y antioxidantes.

Mantiene eficazmente la salud de los intestinos, el hígado, el sistema nervioso y los riñones.

Regula eficazmente los niveles de colesterol y triglicéridos.

Equilibra la circulación sanguínea.

Oxigena las células y las desintoxica.

En concreto:

Fibromialgia:

La investigación clínica preliminar muestra mejoras subjetivas en los síntomas generales con el uso de Chlorella.

Glioma:

Tumor que se desarrolla en el cerebro y la médula espinal. La investigación preliminar sugiere una mayor tolerancia a la quimioterapia y radiación con el uso de Chlorella, posiblemente a través de un sistema inmunológico mejorado.

Enfermedad de Parkinson:

La Chlorella también se usa para tratar la enfermedad de Parkinson, así como los efectos secundarios causados por medicamentos (p. Ej., Síntomas extrapiramidales inducidos por medicamentos), productos químicos y otras afecciones médicas. En esto casos, puede ayudar a mejorar el rango de movimiento y la capacidad para hacer ejercicio. Para el tratamiento de estas afecciones, se cree que Chlorella funciona restaurando el equilibrio de los químicos naturales (neurotransmisores) en el cerebro.

USOS MÁS IMPORTANTES

Chlorella y la prevención o lucha contra el cáncer

Chlorella se usa con muy buenos resultados como adyuvante en el tratamiento de diferentes formas de cáncer, con efectos extraordinarios en la eliminación de células cancerosas y en detener la evolución de la enfermedad, debido a las sustancias con papel citostático en la composición. Además, tiene efectos beneficiosos para las personas en tratamiento porque elimina el estado de debilidad y fatiga, aumenta el apetito, restaura el tono y la energía y ayuda a eliminar los estados depresivos y ansiosos, aumentando la moral y ayudando así al paciente a luchar contra la enfermedad.

Se puede emplear en:

Cáncer de mama, ayuda a equilibrar las hormonas.

Cáncer de cerebro, contribuye a la regeneración de las células nerviosas y su funcionamiento normal.

Cáncer de colon, contribuye al funcionamiento normal del tracto digestivo y la limpieza de metales pesados.

Cáncer de piel, con efecto antioxidante y contribuye a la regeneración de la piel.

El betacaroteno puede actuar en combinación con la vitamina E como un antioxidante para eliminar las células malignas en su fase inicial.

Además, la Chlorella es beneficiosa para prevenir el cáncer porque fortalece el sistema inmunológico, limpia el cuerpo de sustancias nocivas, acelera la curación y la producción de glóbulos blancos.

La Chlorella también se usa en la diabetes o en la pérdida de peso, ya que es muy efectiva, como lo han demostrado varios estudios recientes en el campo médico.

Otras aplicaciones

También tiene propiedades como hipotensora, para impedir la excesiva agregabilidad plaquetaria en casos de riesgos de trombosis y para mantener la elasticidad de los vasos sanguíneos.

Sabemos que personas que tenían una elevada concentración de grasa en la sangre han visto disminuir estos niveles en solo tres meses de ingerir suplementos de Chlorella.

También parece comprobado que con dosis altas de Chlorella -2 gramos diarios- se mejoran las úlceras duodenales y las gastritis y en tan solo una o dos semanas de tratamiento los pacientes respondían mejor que cuando tomaban los antiácidos convencionales.

Posee abundancia de clorofila y betacaroteno. La alta concentración en ácidos nucleicos compone lo que se ha dado en llamar "el factor de crecimiento" de la Chlorella. Contiene 19 aminoácidos, vitaminas, y todos los principales minerales.

El alga chlorella es conocida sobre todo por su capacidad para eliminar las toxinas del cuerpo. Entre las propiedades están su capacidad de desintoxicación del hígado, los intestinos y la sangre. Se puede encontrar en forma de suplemento o como un polvo para añadir a distintos platos.

Moviliza metales pesados y también los elementos radioactivos y otras toxinas, como por ejemplo la dioxina, especialmente en los espacios extracelulares, para expulsarla después del cuerpo con las heces.

La propiedad desintoxicante de la Chlorella se demostró en un experimento en el cual se administró una dosis letal de cuatro sustancias altamente tóxicas a un cultivo de levadura de cerveza: mercurio, cobre, cadmio y BPC (bifenilospoliclorados). Cuando se adicionó Chlorella a estos venenos la levadura permaneció viva. La Chlorella también puede neutralizar el efecto venenoso del uranio y el plomo.

Se considera que el efecto desintoxicante de esta alga se debe tanto a su contenido clorofílico, como a la estructura de su membrana celular compuesta de tres capas.

La ingesta recomendada es de 3 gramos al día, pero las personas que consuman chlorella por primera vez deben incrementar la dosis gradualmente.

En ratones, las dietas que consisten en 5% y 10% de Chlorella aumentaron significativamente la excreción urinaria y fecal de mercurio y disminuyeron los niveles de mercurio en el cerebro y los riñones, sin afectar los niveles de glutatión.

Estudios médicos

Reduce el dolor

Según lo informado por Natural news, se realizó un estudio piloto en 2000, en el que a los pacientes con fibromialgia se les dieron tabletas de 10 g que contenían Clorella y 100 ml de suspensión de Clorella en forma líquida. Después de aproximadamente dos meses de tratamiento, los pacientes informaron una reducción del 22% en el dolor, mientras que un tercio de los pacientes sintió que su salud mejoró significativamente después del tratamiento.

Hipertensión

En otro estudio, los pacientes con presión arterial alta tomaron tabletas de 10 g de Chlorella y 100 ml de suspensión de Chlorella en forma líquida. Posteriormente, se canceló toda la terapia farmacológica. Una cuarta parte de los pacientes observó una disminución de la presión arterial durante dos meses. Los tres cuartos restantes de los pacientes no notaron un aumento en la presión arterial, a pesar de que no recibieron tratamiento antihipertensivo medicamentoso.

Mejora la inmunidad.

En un estudio de 2003, los pacientes que fueron vacunados contra la influenza recibieron Chlorella. Todos los pacientes recibieron placebo o Chlorella durante tres semanas. Luego, se les inyectó una vacuna contra la gripe. Después de la vacunación, en pacientes que tomaron Chlorella, se identificó un aumento en los niveles de anticuerpos de aproximadamente 2-4 veces en el grupo placebo.

POTENCIAL QUELANTE

La eliminación de los metales del cuerpo se conoce como quelación. Esta palabra en realidad proviene de la palabra griega "garra" y fue utilizado por personas que trabajaban en las bodegas con abundancia de metales, y que eran eliminadas posteriormente a través del sistema digestivo. Se trata de un proceso mediante el cual el cuerpo une naturalmente los metales tóxicos para evitar que causen daño y excretarlos del cuerpo.

Los agentes quelantes son una gama de compuestos orgánicos que pueden asimilar y fijar iones metálicos y así eliminarlos del cuerpo. Son útiles en casos de envenenamiento y daño tisular de metales. Algunos ejemplos médicos son desferrioxamine, dimercaprol, penicillamine, deferiprone y sodiun calcium. También deferasirox, succímero, deferoxamina y trientina.

Reaccionan con iones metálicos para formar un complejo soluble en agua estable y tienen un centro anular que forma al menos dos enlaces con el ion metálico, lo que permite su excreción. Son generalmente compuestos orgánicos ricos en carbono.

Habitualmente se unen al hierro, al plomo o al cobre en la sangre para tratar niveles excesivamente altos de estos metales, así como contra el envenenamiento por metales pesados.

Entre las enfermedades que se tratan con agentes quelantes, están:

Hemocromatosis, hemosiderosis, sobrecarga de hierro, envenenamiento por hierro y plomo, siderosis superficial, talasemia, enfermedad de Wilson.

Los estudios han confirmado que Chlorella tiene un gran potencial para eliminar los efectos de la intoxicación por metales pesados. Es capaz de acelerar la eliminación, reducir sus efectos tóxicos y mejorar rápidamente el estado general del cuerpo.

Se sugiere que consiste en dos etapas. La primera etapa parece ser una rápida adsorción física y / o química a la pared celular extracelular en contacto con los iones metálicos en solución.

La ingesta de Chlorella recomendada es de 3 gramos al día, pero las personas que consuman chlorella por primera vez deben incrementar la dosis gradualmente.

En ratones, las dietas que consisten en 5% y 10% de Chlorella aumentaron significativamente la excreción urinaria y fecal de mercurio y disminuyeron los niveles de mercurio en el cerebro y los riñones, sin afectar los niveles de glutatión.

El magnesio, que a diferencia de los metales pesados tóxicos es esencial para el crecimiento y desarrollo de microalgas, ocupa una posición central en la molécula de clorofila.

La actividad de las enzimas fotosintéticas. Adicionalmente, el magnesio actúa con otros compuestos de clorofila como antenas para capturar los electrones (energía luminosa) necesarios para reacciones de fotosíntesis. Además, el contenido de clorofila de las microalgas depende de las condiciones de crecimiento, como temperatura, intensidad de luz y CO_2.

En consecuencia, el magnesio implica un interés crucial para las células, y su comportamiento es interesante para investigar. Además, una biomasa enriquecida en magnesio podría tener posibles aplicaciones cosméticas. En consecuencia, este trabajo pretendía estudiar la bioacumulación de magnesio en Chlorella vulgaris para comprender los diferentes procesos en acción y producir una biomasa enriquecida para pruebas cosméticas.

CAPÍTULO 7

DOSIFICACIÓN

Dónde encontrar y cómo elegir Chlorella

Puede comprar Chlorella en forma de polvo, tableta o líquido en su herbolario o en línea, pero debe procurar que tengan la pared celular bien troceada. Las duras paredes celulares exteriores de Chlorella son difíciles de digerir y se necesitaron muchos años de investigación, estudio, prueba y error para encontrar una manera para que el cuerpo humano lo dijera de manera efectiva. Se cree que la sustancia en estas paredes es la que rodea los metales pesados, los pesticidas y otras toxinas y ayuda a eliminarlos del cuerpo humano.

¿Cuál es la mejor chlorella? Cuando compre un suplemento de Chlorella, asegúrese de comprar "Chlorella con la pared celular agrietada" porque son completamente absorbibles. También debe buscar una marca que sea orgánica y extraída a baja temperatura. Las reseñas del producto pueden ser útiles para ayudarlo a elegir la mejor marca.

La Chlorella se puede encontrar en forma de cápsula o comprimidos, que también son la forma más simple de administración, porque disfruta absolutamente todos sus beneficios sin tener que preocuparse por el intestino. Puede encontrar tabletas y cápsulas de Chlorella en la farmacia, en herbolarios, pero también en internet. Todo lo que tiene que hacer es simplemente tragar las cápsulas con abundante agua, pero para saber qué dosis debe tomar, lea el prospecto o la etiqueta, o solicite el consejo del especialista.

Chlorella puede administrarse si está en polvo. Esta es la segunda opción en la que puedes consumirla y también se puede encontrar en la farmacia, en los herbolarios o en internet. Se puede consumir con agua o mezclar en jugo de frutas o batidos para ocultar su sabor. También puede incorporarlo en aderezos para ensalada o en salsa e incluso en sopas.

Comprar Chlorella

Le recomendamos que no comprometa el precio del producto. La Chlorella muy barata ofrecida en grandes cantidades, puede no tener la misma calidad que un producto que tiene un precio ligeramente más alto, así que hay que ser muy cuidadoso al comprar Chlorella para que tenga certificación bio y tenga rota la pared celular.

Puede encontrar Chlorella a varios precios, pero no debe dejarse engañar por la opción más barata porque proviene de fuentes desconocidas y puede estar contaminada. Cuando la Chlorella está contaminada, será responsable de varios trastornos hormonales importantes de la tiroides y puede enfermarlo debido al alto contenido de metales pesados. Le recomendamos que observe detenidamente la etiqueta que tiene el producto y asegúrese de dar el dinero en un producto con certificación ambiental. Cuando compre los mejores productos, incluso si su precio es un poco más alto, encontrará que la Chlorella es muy bien tolerada por el cuerpo humano y, además, su consumo beneficiará la salud.

Suplementos de Chlorella, dosis y cómo tomar

Al tomar un suplemento de Chlorella, hay dos formas principales de consumirlo:

1. Batido: la Chlorella tiene un sabor muy fuerte, por lo que no querrá agregar más de 1/2 cucharadita de Chlorella a un batido. Puede usar otros ingredientes como plátano, agua de coco, proteína de vainilla en polvo y jugo de lima para ayudar a ocultar el sabor.

2. Tabletas: simplemente tome 3–6 tabletas de chlorella con medio vaso de agua 1–3 veces al día

para experimentar los beneficios para la salud de la chlorella.

DOSIS

Las siguientes dosis han sido estudiadas en investigación científica:

Para la deficiencia de hierro durante el embarazo: 2 gramos de Chlorella 3 veces al día, tomadas desde la semana 12-18 de gestación hasta el parto.

Los estudios sugieren que la Chlorella es segura cuando se toma por vía oral durante un período corto de tiempo, hasta dos meses.

Fibromialgia: 10 g de comprimidos por vía oral más 100 ml de extracto líquido una vez al día.

Aumento de la tolerabilidad de la quimio/radiación en pacientes con tumores cerebrales: Hasta 20 g por vía oral una vez / día más 150 ml de extracto líquido

Las dosis difieren según el sexo y la edad.

Los niños que pesen entre 15 y 30 kg deben tomar entre 1 y 2 gramos por día.

Las mujeres que pesan entre 50 y 70 kg deben tomar entre 3 y 5 gramos por día.

Los hombres que pesen entre 70 y 120 kg deben tomar entre 5 y 9 gramos por día.

La Chlorella se puede consumir media hora antes de las comidas para mantener un peso óptimo o eliminar los kilos de más. Puede tomarla durante la comida en caso de que aumente la ingesta de nutrientes o se puede administrar después de la comida si desea aumentar la masa muscular.

Cuando desee usar Chlorella para combatir las enfermedades, las dosis anteriores se duplicarán. Y con mucho cuidado, debe consumir chlorella musgo que esté certificado ambientalmente y que tenga una pared celular débil. Puede comenzar con pequeñas dosis que debe aumentar gradualmente hasta alcanzar la dosis recomendada.

La Chlorella muestra sus beneficios muy bien también cuando se administra como un producto cosmético.

Administración para niños

Bien integrado en la dieta, protege al pequeño de diversas enfermedades e infecciones y lo ayuda a desarrollarse armoniosamente. Es un excelente suplemento dietético para el período de crecimiento, pero también para ayudar a combatir la gripe y los resfriados. Puede que no sea lo más fácil convencer al bebé de que beba algo verde y con un olor marino y quizá tenga que utilizar pequeños trucos, pero lo más importante es ocultar su sabor en todo tipo de bebidas de frutas frescas, o incluso sopas de crema que se puede consumir a temperatura ambiente:

Prepara un jugo de fruta en el que poner el kiwi (para que ya esté verde) y finalmente agregar media cucharadita de chlorella y miel para endulzarlo.

Por supuesto, se puede incorporar en la sopa de verduras que contiene brócoli.

Consumo de Chlorella durante el embarazo

Se aconseja a las mujeres embarazadas que complementen su dieta con suplementos de hierro, ácido fólico y vitamina B12 para aumentar la ingesta nutricional y evitar la fatiga y la debilidad o incluso la anemia.

Además, la Chlorella se puede consumir después del nacimiento durante la lactancia, lo que contribuye al desarrollo del sistema inmunitario del bebé.

Cuando estemos en la temporada de fresas, es un buen momento para experimentar con ellas y probar smoothies (batidos) saludables para desayunar o tomar a media tarde. Las fresas son una fruta rica en vitaminas y minerales que actúa como diurética.

CAPÍTULO 8

EFECTOS SECUNDARIOS

Efectos secundarios y precauciones de la Chlorella

El polvo de Chlorella y otros suplementos de Chlorella pueden causar efectos secundarios en algunas personas, como por ejemplo:

Hinchazón de la cara o lengua

Sensibilidad a la luz solar

Malestar digestivo

Acné

Fatiga

Letargo

Dolores de cabeza

Vértigo

Convulsiones

La mayoría de estos efectos secundarios y síntomas de Chlorella son típicos de cualquier programa de desintoxicación, lo que nos lleva a la conclusión de que realmente no es la chlorella, sino los productos o sustancias que está eliminando.

La Chlorella también puede causar heces de color verde.

Otros peligros de la Chlorella incluyen posibles reacciones alérgicas. Busque atención médica de emergencia si experimenta problemas respiratorios graves o una reacción alérgica potencialmente mortal llamada anafilaxia después de tomar Chlorella.

Los suplementos de Chlorella a menudo contienen yodo, por lo que las personas que son alérgicas al yodo o que están controlando su consumo de yodo deben tener cuidado.

Las personas que están siendo tratadas por una afección médica o que actualmente están tomando algún tipo de medicamento, deben consultar con su médico antes de tomar Chlorella. Se sabe que Chlorella interactúa con medicamentos inmunosupresores, así como con anticoagulantes como la warfarina (Coumadin).

Los expertos tienen diferentes opiniones sobre la seguridad de estas algas durante el embarazo, por lo que las mujeres embarazadas y lactantes deben hablar con su proveedor de atención médica antes de tomar suplementos de Chlorella.

¿Quién debe tomar Chlorella con precaución?

Las siguientes condiciones pueden estar contraindicadas con este producto:

Trastorno del metabolismo del hierro que causa un mayor almacenamiento de hierro, por ejemplo, hemocromatosis.

Aumento del hierro corporal debido a la alta destrucción de los glóbulos rojos.

Anemia hemolítica.

Úlcera de ácido estomacal.

Ardor estomacal.

Colon ulcerado.

Varias transfusiones de sangre.

Enfermedad diverticular.

Sarcoidosis.

Alta cantidad de fosfato en la sangre.

Alta cantidad de calcio en la sangre.

Cantidad excesiva de vitamina D en el cuerpo.

Arteriosclerosis con oclusión de las arterias.

Cálculos renales.

Enfermedad renal con reducción de la función renal.

Alergias.

Ingestión de complejo de hierro.

Análogos de hierro.

Análogo de vitamina D.

Medicamentos que contienen ácido fólico.

Riboflavina (vitamina B-2).

Análogos de clorofilina (clorofila).

Otras señales de precaución

Chlorella se debe administrar gradualmente, comenzando con una pequeña dosis, de acuerdo con el prospecto o el consejo del médico.

Debido a su alto contenido de aminoácidos y ácidos grasos, ingeridos repentinamente y en grandes cantidades, puede causar dolor abdominal, náuseas, vómitos, mareos o dolor de cabeza.

La única restricción para Chlorella es que no debe ser consumida por personas que reciben tratamiento con anticoagulantes, porque aumenta la tasa de coagulación de la sangre.

Algunos efectos secundarios de la Chlorella:

Reacciones alérgicas, como asma y otros problemas respiratorios.

Sensibilidad de la piel a la luz solar (fotosensibilidad).

Diarrea.

Náuseas.

Gas (flatulencia).

Decoloración verde de las heces.

Calambres estomacales (especialmente en la primera semana de uso).

Interacciones con medicamentos

Chlorella no tiene interacciones severas, graves o moderadas con otras drogas.

Las interacciones leves incluyen (la mayoría anticoagulantes):

Antitrombina alfa

Antitrombina III

Argatroban

Bemiparina

Bilivalirudina

Dabigatrásn

Dalteparina

Enoxaparina

Fondaparinux

Heparina

Lepirudina

Fenindiona

Protamina

Tinzaparina

Warfarina.

Esta información no contiene todas las posibles interacciones o efectos adversos. Por lo tanto, antes de usar este producto, informe a su médico o farmacéutico de todos los productos que usa. Mantenga una lista de todos sus medicamentos con usted y comparta esta información con su médico y farmacéutico. Consulte con su profesional de la salud o médico para obtener asesoramiento médico adicional, o si tiene preguntas de salud, inquietudes o para obtener más información sobre este medicamento.

CAPÍTULO 9

RECETAS DE CHLORELLA

¿Está buscando formas más interesantes y deliciosas de incorporar la Chlorella en su dieta? Eche un vistazo a estas increíbles recetas de chlorella cargadas de nutrientes y sabor, depurativa y detoxificante. Los frutos rojos son recomendables para las personas que sufren asma y alergias propias de la primavera. Además añadiéndole chlorella, que tiene un alto contenido en clorofila (una de las mejores sustancias para la limpieza del intestino), haremos de este batido un potente depurativo que nos permitirá eliminar las toxinas acumuladas por los excesos.

Presentamos tres recetas de batidos que tienen el ingrediente Chlorella.

Batido de peras y plátanos

Dos bananas de tamaño mediano.

250 ml de leche vegetal

Una cucharada de chlorella

Sin contar mucho en qué orden, todos los ingredientes se colocarán en la licuadora y se mezclarán hasta obtener la textura deseada. Es preferible no mezclar más de dos minutos porque se corre el riesgo de perder algunas de las propiedades que tienen los ingredientes. Los plátanos deben ser muy tiernos, ya que de lo contrario se necesitará mezclarlos con miel. Puede dejarlo por la noche o al menos 2-3 horas antes de comer.

Batido de plátanos y cacao

Dos bananas de tamaño mediano

Dátiles

Una pizca de sal

Media cucharadita de cacao

250 ml de leche vegetal

Una cucharada de chlorella

Vainilla opcionalmente y según gusto.

Coloque todos los ingredientes mencionados anteriormente en la licuadora y mezcle hasta que alcance la textura deseada. Los plátanos deben estar bien maduros y asegúrese de hidratar las cuajadas al menos 2 o 3 horas antes de usarlas, si tiene cuajadas deshidratadas. Este paso es extremadamente útil, especialmente si la licuadora que usa no es muy potente. Puede reemplazar la leche vegetal con agua corriente. El polvo de vainilla se puede obtener de un palo molido.

Batido de plátanos y fresas

Dos bananas de tamaño mediano.

3-4 fresas medianas

250 ml de leche vegetal

4-5 dátiles

Chlorella

Mezcle todo en una licuadora hasta obtener la textura deseada. Los dátiles se pueden reemplazar con cualquier edulcorante. La leche se coloca de acuerdo a sus propios deseos, la cantidad mencionada anteriormente no necesariamente debe respetarse. Hay personas que prefieren que el batido sea un poco más líquido y por eso recomiendo los 250 ml de leche. También es aconsejable consumir el batido de inmediato, porque las frutas pueden oxidarse rápidamente y perderán gran parte de sus propiedades.

Otro batido

Ponemos las almendras en remojo con un poco de agua durante unas horas antes.

Cortamos las fresas en trozos, añadimos una pizca de sal marina y dejamos macerar unos 20 minutos.

Mezclamos la leche de arroz con las almendras y las fresas y batimos.

Añadimos una cucharadita de chlorella y volvemos a batir un poco.

Si quiere que sea más detoxificante, puede tomarlo sin almendras. Está igual de rico y queda dulce debido al sabor que le aportan las leches de arroz, almendras o avena, sin necesidad de añadir ningún endulzante.

Ingredientes:

-4 ó 5 fresas

-1 vaso de leche de arroz, de almendras o de avena a temperatura ambiente

-1 cucharadita de chlorella

-3 ó 4 almendras crudas

-Sal marina.

CAPÍTULO 10

SÍNTESIS

La Chlorella es un alga unicelular tan pequeña que hasta que apareció el microscopio, los investigadores ni siquiera sabían de su existencia. Bajo el nombre de Chlorella se conocen miles de especies y variedades de algas que crecen en las aguas dulces del sudeste asiático y Australia, encontrándose entre los organismos más antiguos que han aparecido en la Tierra.

Hasta la fecha, se han descubierto unas 8000 especies de Chlorella, de las cuales las más conocidas son C. vulgaris, C. Pyrenoidosa y C. ellipsoidea, cuya composición química incluye elementos específicos, que confieren cualidades terapéuticas excepcionales a las especies respectivas.

Estas algas, estudiadas con mucho cuidado, especialmente por eruditos japoneses que les han dedicado estudios extensos, se consideran una verdadera fuerza de la naturaleza. Su contenido muy alto de clorofila, apreciado como el más alto en el reino vegetal, les permite capturar muy alta energía solar, lo que en su caso determina un poder multiplicador impresionante. Solo en un día, un alga de la especie Chlorella puede producir otras cuatro nuevas generaciones de algas, lo que sin duda es sorprendente.

Las notables cualidades terapéuticas y la riqueza de nutrientes contenidos en estas algas milagrosas determinaron que los investigadores los usaran con éxito en la dieta de los cosmonautas de la NASA, protegiéndolos de la radiación de la atmósfera y de los campos electromagnéticos dentro de los barcos voladores.

La clorofila, además de la alta ingesta de energía vital, tiene muchos efectos beneficiosos para la salud, tales como:

Desintoxica y oxigena las células;

Tiene potencial anticancerígeno y antimutagénico;

Reduce significativamente el colesterol y los triglicéridos;

Es una fuente extraordinaria y fácilmente digerible de vitaminas y minerales;

Equilibra la circulación sanguínea,

Limpia los intestinos, los riñones y el hígado;

Ayuda a equilibrar el metabolismo;

Es un excelente antioxidante,

Ayuda a evitar el daño celular prematuro, tiene efectos rejuvenecedores en el cuerpo;

Nutre y fortalece el sistema circulatorio;

Es antianémico, siendo muy útil en casos de anorexia, para niños en crecimiento y para aquellos que se sienten débiles;

Es muy útil tanto para los atletas de rendimiento como para aquellos que practican regularmente actividades físicas.

Chlorella, además de su alto contenido de clorofila, tiene en su composición química calcio, yodo, hierro, magnesio, fósforo, potasio, zinc, betacaroteno, biotina, carotenoides, ácidos grasos esenciales, ácido fólico, inositol, ácido paraaminobenzoico (PABA), ácido pantoténico, proteínas, todos los aminoácidos esenciales, ácidos nucleicos de ADN y ARN y vitaminas A, C, B1, B2, B3, B5, B6, B12, E y K.

Beneficios excepcionales de las algas Chlorella

La Chlorella, también llamada "el suplemento de energía y vitalidad", tiene propiedades terapéuticas excepcionales, mejorando la salud del cuerpo, en general, y fortaleciendo el sistema inmune, en particular, debido a la eliminación de residuos y pesticidas del cuerpo, ingeridos a través de los alimentos. Chlorella, como las algas AFA y la zeolita, extrae mercurio y otros metales pesados del cuerpo.

Otras propiedades terapéuticas de la Chlorella:

Lucha contra las infecciones;

Acorta el período de curación de las infecciones de gripe,

Detiene o retrasar la evolución en el caso de hepatitis viral;

Ralentiza el crecimiento de tumores;

Se recomienda para pacientes con Alzheimer y Parkinson, ya que puede restaurar los nervios en el cerebro, así como el sistema nervioso en general;

Equilibra el pH del cuerpo humano, porque es alcalina;

Tiene un rico contenido de betacaroteno;

Reduce el colesterol;

Adyuvante en quimioterapia y radioterapia;

Se utiliza con éxito en el tratamiento de la úlcera duodenal, gastritis, colitis, hipertensión, diabetes, hipoglucemia y asma;

Protege contra la radiación UV;

Tiene un alto contenido de fibra que acelera el tránsito intestinal, ayudando a desintoxicar y eliminar el estreñimiento;

Mejora el poder de concentración;

Ayuda a perder peso y a mantener un cuerpo delgado.

Es un anticancerígeno reducible.

Sobre su uso en el cáncer

Un reciente estudio médico realizado por investigadores en Corea del Sur encontró que todas las especies medicinales de Chlorella inhiben la proliferación de células malignas y, aún más, causan la muerte de las células que han sufrido mutaciones, antes de que se multipliquen y produzcan formaciones tumorales. .

En pacientes diagnosticados con cáncer, Chlorella ayuda a aliviar síntomas como falta de apetito, debilidad y fatiga, falta de tono y energía para combatir la enfermedad, incluidos los efectos antidepresivos. Chlorella contiene sustancias citostáticas naturales, que juegan un papel activo en la lucha del cuerpo contra el cáncer.

Ha habido muy buenos resultados en el uso de Chlorella en pacientes con:

Cáncer de mama: Chlorella en estos casos ayuda a reequilibrar hormonalmente y bloquea o ralentiza la propagación del cáncer en el cuerpo a través del sistema linfático;

Cáncer de colon y recto: Chlorella ayuda a mantener el tránsito intestinal, estimula el desarrollo de flora beneficiosa en los intestinos;

Cáncer de piel: en este caso se usa Chlorella, tanto interna como externamente. El polvo de Chlorella se rocía sobre las lesiones cancerosas, lo que tiene efectos antitumorales directos sobre la piel.

Tumores cerebrales: el tratamiento con Chlorella mejora la condición general del paciente, haciendo que otras terapias contra el cáncer utilizadas contra los tumores cerebrales, sean mucho más efectivas.

La Chlorella es un poderoso desintoxicante natural, ya que elimina metales pesados, toxinas, pesticidas del cuerpo, y después de un uso a largo plazo con estas algas, el tono físico y mental del cuerpo mejora visiblemente, las heridas sanan mucho más rápido, los síntomas de alergia disminuyen. Repara o mitiga los procesos degenerativos, se eliminan los olores corporales desagradables y la salud general es mucho mejor.

Precauciones y contraindicaciones para el tratamiento con Chlorella.

Las contraindicaciones para el uso de estas algas son para personas que toman anticoagulantes (por ejemplo, warfarina), porque Chlorella es rica en vitamina K, lo que aumenta la tasa de coagulación de la sangre. Se recomienda usar con precaución solo por recomendación del médico en mujeres embarazadas o lactantes y en pacientes con gota (ya que la cantidad de ácido úrico en la sangre puede aumentar).

Pregunta concreta

Si recibo sintrom, ¿puedo tomar chorella? ¿Tiene una composición diferente a la warfarina?

No importa qué anticoagulantes tome, la vitamina K que contiene disminuirá su efecto por el efecto coagulante que tiene. También es válido para otras plantas o vegetales ricos en vitamina K, como las espinacas, etc.

Pensamientos finales

La Chlorella es un alga verde rica en clorofila al igual que la espirulina.

Los beneficios de Chlorella son muchos, incluida la desintoxicación de metales pesados y tratamientos convencionales contra el cáncer, estimulan el sistema inmunológico y la salud de la piel, ayudan a perder peso, reducen los niveles de azúcar y colesterol en la sangre y combaten el cáncer.

También se usa comúnmente como un remedio natural para aumentar la energía y la función mental.

En la comparación de Chlorella vs Espirulina vs Clorofila, el ganador puede ser realmente una cuestión de preferencia personal. Todos estos elementos naturales son beneficiosos y poseen propiedades similares.

El polvo de Chlorella y el polvo de espirulina se pueden agregar fácilmente a cualquier receta de batido. ¡También se pueden usar en sopas, postres y más!

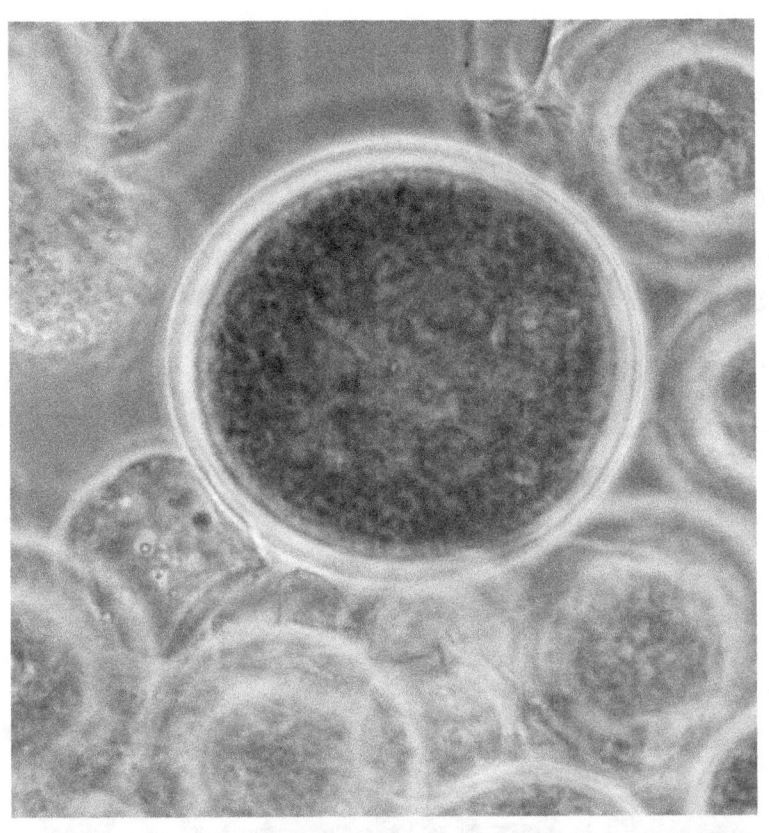

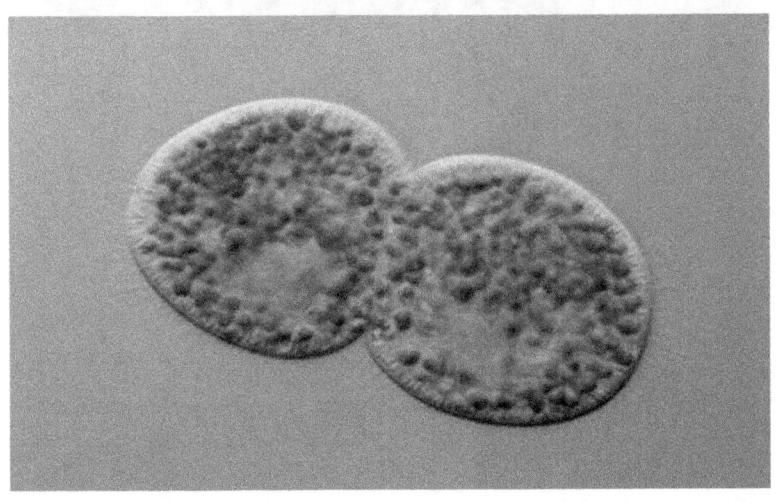

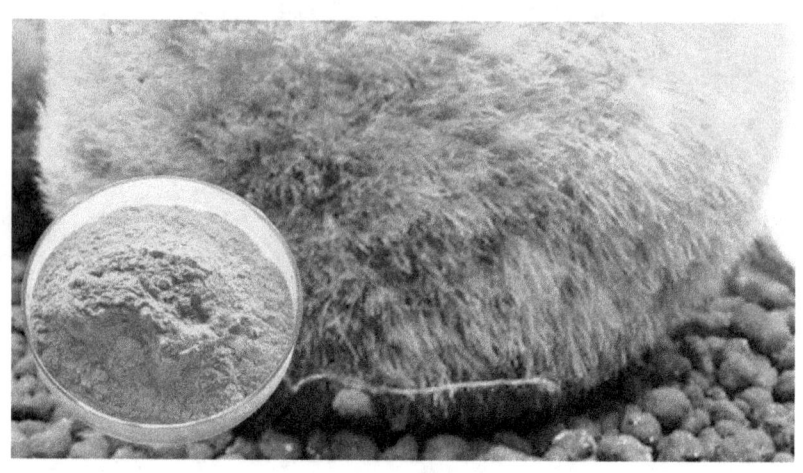

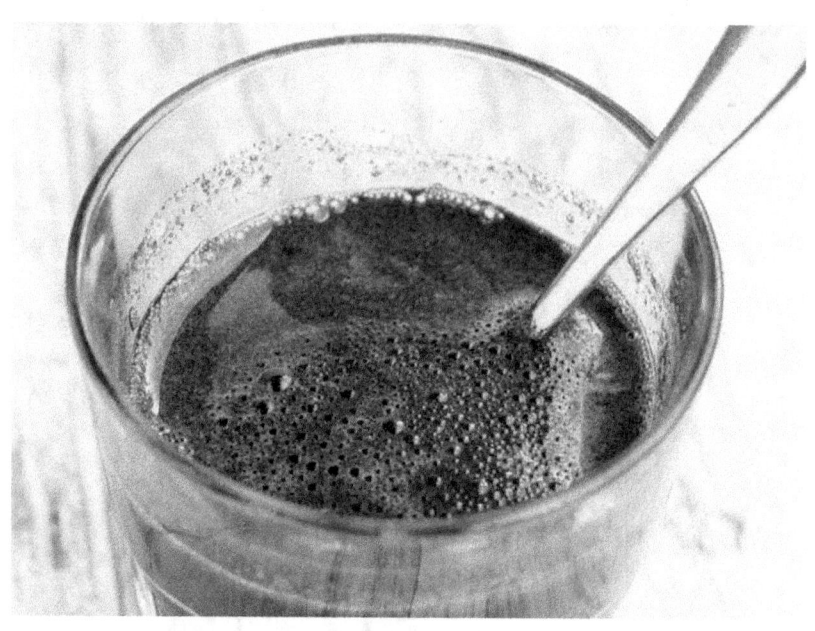

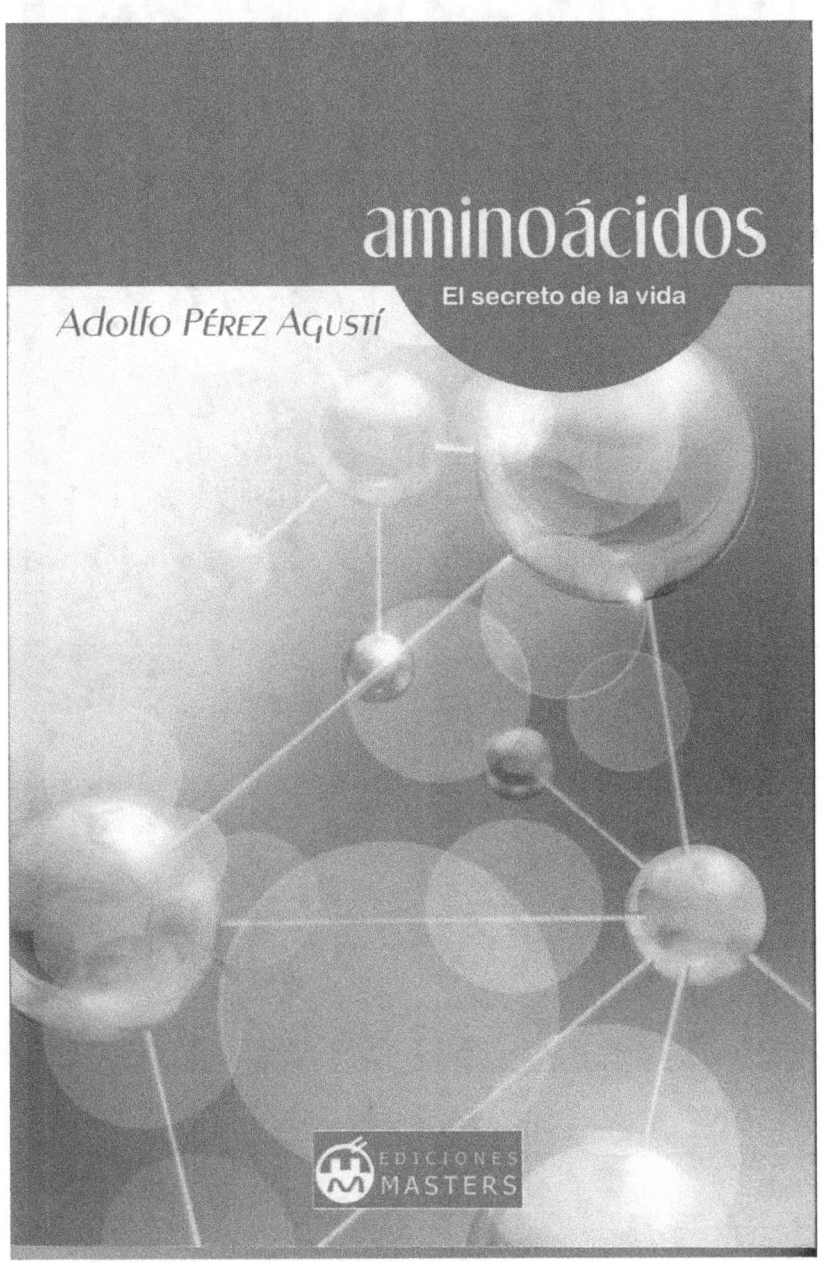

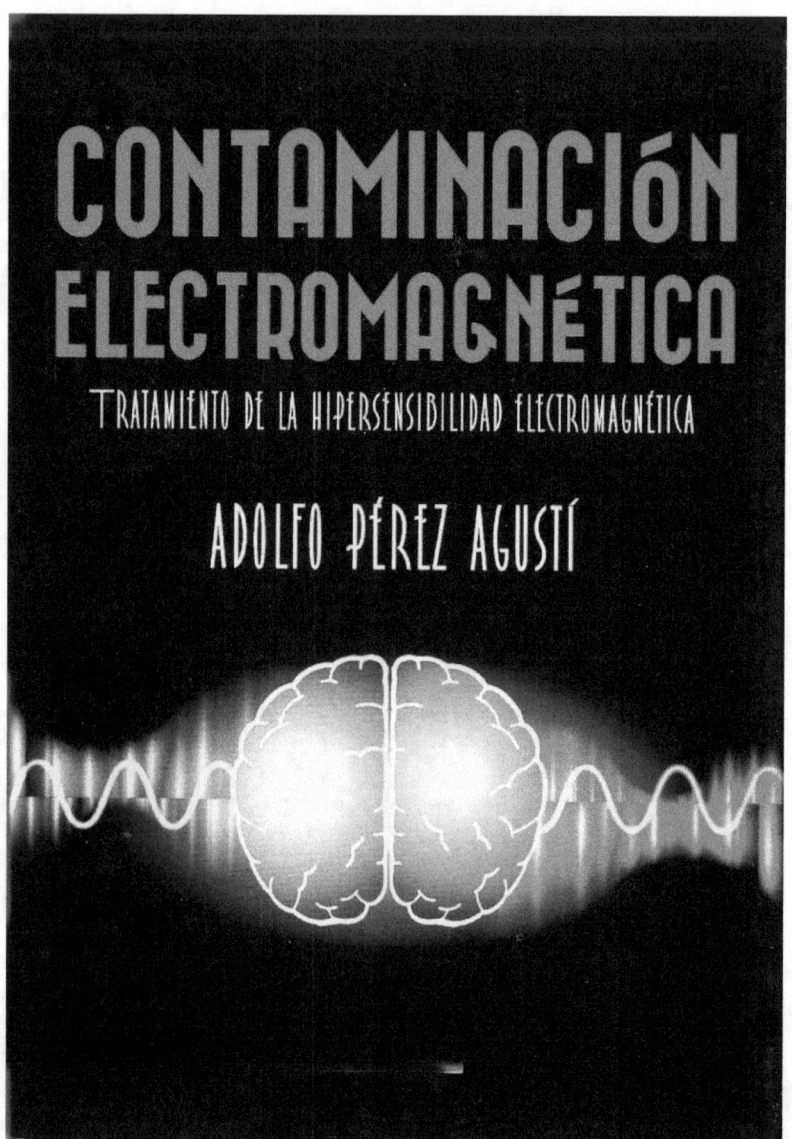

CONTAMINACIÓN
ELECTROMAGNÉTICA

Tratamiento de la hipersensibilidad electromagnética

ADOLFO PÉREZ AGUSTÍ

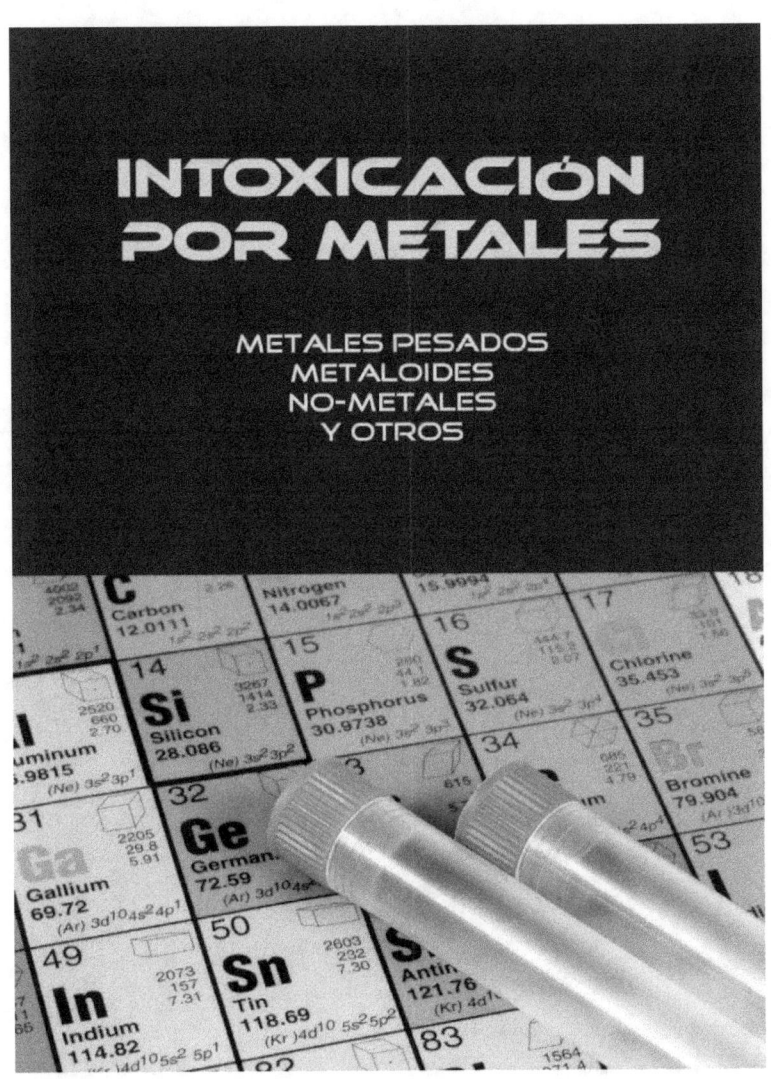

INTOXICACIÓN POR METALES

METALES PESADOS
METALOIDES
NO-METALES
Y OTROS

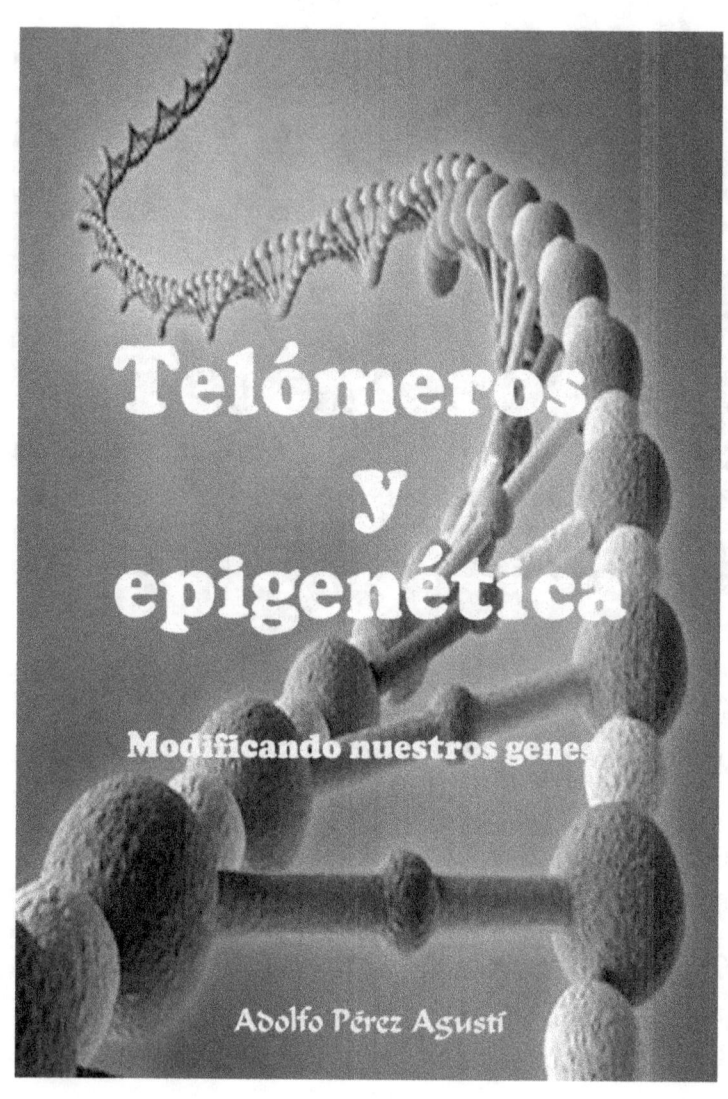

Telómeros y epigenética

Modificando nuestros genes

Adolfo Pérez Agustí

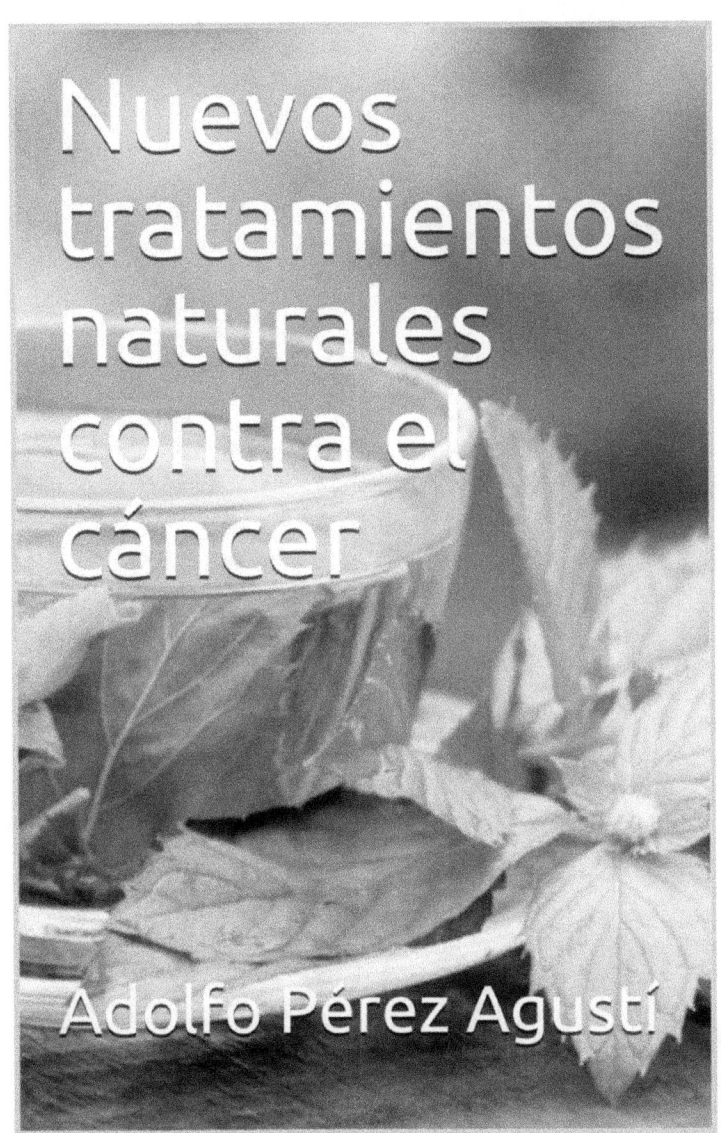

Nuevos tratamientos naturales contra el cáncer

Adolfo Pérez Agustí